QUELQUES CONSIDÉRATIONS

SUR LES

# TEMPÉRATURES PARIÉTALES

A PROPOS D'UN CAS DE PHTHISIE AIGUË

PAR

**PAUL OUDIN**

DOCTEUR EN MÉDECINE
ANCIEN INTERNE DES HOPITAUX

PARIS
IMPRIMERIE GÉNÉRALE A. LAHURE
9, RUE DE FLEURUS, 9

1881

# QUELQUES CONSIDÉRATIONS

SUR LES

# TEMPÉRATURES PARIÉTALES

A PROPOS D'UN CAS DE PHTHISIE AIGUË

4286. — IMPRIMERIE GÉNÉRALE A. LAHURE
9, rue de Fleurus, à Paris.

# QUELQUES CONSIDÉRATIONS

SUR LES

# TEMPÉRATURES PARIÉTALES

## A PROPOS D'UN CAS DE PHTHISIE AIGUË

PAR

**PAUL OUDIN**

DOCTEUR EN MÉDECINE
ANCIEN INTERNE DES HOPITAUX

PARIS

IMPRIMERIE GÉNÉRALE A. LAHURE

9, RUE DE FLEURUS, 9

1881

# QUELQUES CONSIDÉRATIONS

SUR LES

# TEMPÉRATURES PARIÉTALES

## A PROPOS D'UN CAS DE PHTHISIE AIGUË

---

## EXPOSÉ DE LA QUESTION

Nous avons été appelé dernièrement à donner des soins à un malade que nous avons observé jour par jour, heure par heure, et au lit duquel nous avons pu, grâce aux indications de M. le professeur Peter, observer aussi strictement que le permet la clinique journalière, les variations de la température pariétale. Il s'agissait d'une tuberculose à marche extrêmement rapide, mais dans laquelle on pouvait suivre pas à pas la progression de la maladie, et comparer la courbe de la température à la lésion anatomique. On sait combien, depuis quelques années, cette question des températures pariétales est à l'ordre du jour, et aussi combien tous les auteurs qui s'occupent de cette étude regrettent les difficultés pratiques dont est entouré un travail sérieux sur ce sujet. Quelles qu'aient été jusqu'aujourd'hui les conclusions des adversaires de M. Peter, tous ont formulé ce desideratum : qu'il faudrait, pour arriver à une certitude, de longues et patientes recherches, des séries d'observations analogues, et, pour chacune de ces observations, de nombreuses investigations thermoscopiques. Or personne n'ignore combien il est difficile de pouvoir, à toute heure de la journée, prendre sur le même malade plusieurs températures successives. C'est contre cet écueil que sont venus se buter les plus consciencieux observateurs, c'est à la difficulté de ces recherches qu'il faut attribuer la pénurie des travaux parus, depuis trois ans que l'attention du monde médical est éveillée sur ce sujet. Et pourtant on sait combien dans le monde médical la moindre semence germe vite, combien arrivent en foule les travaux affirmatifs ou infirmatifs d'une idée neuve.

Il faudrait, nous dit-on, de longues séries d'observations. Oui certainement, en étudiant de nombreux malades on arrivera à établir une moyenne d'une valeur indiscutable, mais nous croyons qu'un fait consciencieusement observé, s'il a présenté des caractères bien tranchés qui en font une sorte de type, mérite aussi l'attention, et quelquefois un seul exemple nettement affirmatif vaut bien des séries plus ou moins complètes, plus ou moins sérieusement étudiées. Aussi n'hésitons-nous pas à publier cette observation en l'accompagnant d'une courte revue critique résumant autant que possible l'état de la question.

# PROCÉDÉ OPÉRATOIRE

Nous nous sommes servi dans nos recherches du thermomètre à mercure ou à maxima ordinaire pendant les deux premiers jours. Pour les températures suivantes nous avions un instrument analogue, mais gradué avec grand soin et à cuvette légèrement aplatie. Hâtons-nous d'ailleurs d'ajouter que nous avons vérifié comparativement ces deux instruments, en les plongeant ensemble dans de l'eau chaude, ou en les mettant successivement, pendant le même temps, dans l'aisselle d'un malade, et que nous avons trouvé leurs indications presque identiques, le premier donnant seulement un dixième de plus que le second.

Depuis qu'on étudie les températures locales, cette question de l'instrument semble avoir joué un grand rôle dans l'esprit des observateurs. Il n'est guère d'auteur, parmi ceux que nous aurons à citer, qui n'insiste longuement sur l'instrument à employer de préférence. Depuis longtemps déjà on dit que le thermomètre à mercure est absolument insuffisant, que sa sensibilité n'est pas assez parfaite, son emploi entaché de trop de causes d'erreur, que ses points de contact avec les téguments sont trop peu étendus, etc., et John Simon fit déjà ses recherches avec des appareils thermo-électriques.

Mais outre la difficulté, insurmontable pour le clinicien, de se procurer ces appareils, on peut retourner contre eux toutes les attaques dirigées contre le thermomètre à mercure. Leur sensibilité est trop grande, ils enregistrent, avec des écarts énormes, des différences tellement minimes dans les températures, peuvent se laisser si facilement influencer par les moindres variations extérieures au malade, que leurs résultats perdent par cela même beaucoup de leur précision. Aussi a-t-on grande tendance à revenir au thermomètre à mercure.

Quant au mode d'emploi de ce dernier, les auteurs ne sont pas non plus d'accord. Faut-il couvrir sa cuvette d'une couche d'ouate? faut-il le maintenir par un bandage contre la paroi? faut-il le chauffer d'abord? Voilà tout autant de questions longuement discutées et sur lesquelles nous ne voulons pas nous étendre. Contentons-nous de donner les conclusions d'un long travail lu en 1880 à l'Académie par M. Colin : « Il faut, dit-il, de grandes précautions pour mesurer la température de la peau, mais le thermomètre à mercure est parfaitement suffisant, pourvu qu'il soit sensible. Il faut laisser la peau dans l'état où elle est, couverte si elle l'est et comme elle l'est, nue si elle est nue au moment où l'observation doit être faite. » C'est aussi du thermomètre à mercure ordinaire que s'est servi M. Couty (*Arch. Phys.*, 1881). Nous citons de préférence ces deux auteurs parce que leurs recherches sont toutes récentes et que la précision de leur esprit scientifique n'est pas à mettre en doute. Nous avons d'ailleurs employé le thermomètre ordinaire d'après les indications de M. le professeur Peter, et, suivant lui, c'est encore à cet instrument qu'il faut accorder la plus grande confiance.

Nous appliquions la boule du thermomètre sur la paroi et la maintenions fixée par l'extrémité de la tige sur laquelle nous exercions une légère pression. L'instrument était laissé en place sept minutes exactement. Avant de prendre la température du côté opposé nous le laissions un moment à l'air libre se refroidir, et reprendre le degré de chaleur qu'il avait avant le premier examen ; de même avant de le mettre dans l'aisselle.

Disons de suite que plusieurs fois nous avons à cinq ou dix minutes d'intervalle recommencé de prendre notre série de températures et que nous retrouvions ainsi les mêmes chiffres, avec un écart qui n'était jamais de plus d'un dixième. Cette contre-épreuve que nous avons, nous le répétons, renouvelée plus d'une fois, nous semble avoir une grande valeur, et ajouter à la précision de nos recherches.

C'est dans le deuxième espace intercostal, à deux ou trois centimètres du sternum, qu'était placée la boule du thermomètre, sa tige restant maintenue parallèlement à l'espace. Enfin l'instrument n'était recouvert, comme nous avons vu que le recommande M. Colin, que par la chemise et la flanelle du malade.

Nous croyons, en nous étant placé dans ces conditions, nous être entouré de toutes les garanties d'exactitude possibles en clinique, et cela surtout parce que dans ces cas on cherche à obtenir des résultats relatifs, à établir une comparaison entre les températures de chaque paroi thoracique, plutôt qu'à connaître le degré absolu de la chaleur pariétale.

Avant d'entrer dans le vif de notre sujet, adressons tout particulièrement nos remerciements à M. le professeur Peter pour l'empressement qu'il a mis à nous fournir les renseignements dont nous avons eu besoin.

Que M. Raymond reçoive aussi l'expression de toute notre reconnaissance. C'est grâce à lui que nous avons pu suivre notre malade, c'est avec lui que nous avons en partie recueilli notre observation.

# HISTORIQUE ET DISCUSSION

Quand M. le professeur Peter est venu le 30 avril 1878 à propos de la pleurésie, et le 10 septembre de la même année à propos de la tuberculose, lire à l'Académie les résultats de ses travaux sur les températures locales, la question était loin d'être neuve, et nous verrons que bien des observateurs avaient déjà dirigé leurs recherches dans ce sens. Mais leurs tentatives avaient été incomplètes, leurs travaux insuffisants, et surtout aucun d'eux n'avait poussé l'esprit de synthèse jusqu'à tirer des conclusions pratiques de ses résultats. Leurs essais étaient restés presque ignorés.

Quand il s'agit en toute chose, en médecine peut-être plus qu'ailleurs, d'une idée nouvelle, on voit qu'elle était préparée depuis longtemps, que le courant scientifique en avait déjà facilité l'apparition, que la tendance générale des esprits en avait fait prévoir l'éclosion. Les matériaux s'accumulent peu à peu, à peu près inconscients, jusqu'au jour où un esprit plus audacieux que les autres vient les réunir, les édifier en corps de doctrine, et faire aboutir enfin tous ces sentiers inhabilement tracés à une grande route largement frayée que n'ont plus qu'à suivre les observateurs de l'avenir. Tel fut, dans la question qui nous occupe, le rôle de M. le professeur Peter.

Il fit d'abord, le 30 avril 1878, une première communication dans laquelle il donnait les observations de malades chez lesquels il avait étudié la température pariétale dans des cas de pleurésie. Ses conclusions principales étaient les suivantes :

1° Dans le cas de pleurésie la température locale est toujours plus élevée que la température moyenne qui est de 35,8. L'hyperthermie locale varie de 5 dixièmes à 2°,5 et peut même atteindre 40 degrés.

2° Aussitôt après la ponction d'un épanchement pleurétique la température pariétale du côté ponctionné s'élève d'une façon notable.

Nous n'insisterons pas davantage sur ces faits, pour en arriver de suite à ceux qui nous intéressent plus particulièrement, c'est-à-dire à l'étude des températures locales dans la tuberculose pulmonaire.

Après avoir établi par de longues séries de recherches la température normale des espaces intercostaux qu'il a trouvée inférieure en moyenne d'un degré à la température axillaire, M. le professeur Peter rechercha quelles sont les variations de la température pariétale dans les cas de tuberculose au début ou confirmée. Voici les conclusions de son travail reproduites dans son *Traité de clinique médicale :*

« Dès qu'il existe des tubercules sur un point, la température locale s'y élève. Par exemple, aux cas douteux encore de tuberculisation pulmonaire, alors qu'on ne perçoit à l'aide de l'investigation la plus minutieuse, comme la plus persistante, qu'une légère différence dans la tonalité et l'élasticité de la région, que de la sécheresse, du murmure vésiculaire avec saccade respiratoire; dans ces cas douteux, dis-je, le thermomètre révèle déjà une élévation de température qui peut aller de 3 dixièmes de degré à 1 degré.

« Ainsi, la température locale moyenne de la paroi thoracique étant, chez un sujet sain, d'environ 36 degrés (la moyenne que j'ai trouvée chez l'adulte est de 35°,8) cette température locale devient, au cas dont je vous parle, de 36°,3 ; 36°,4 ; 36°,5 ; 36°,8 ; 37 degrés.

« Ce n'est pas tout : l'élévation de la température locale est en général proportionnelle à l'intensité des signes morbides locaux ; c'est-à-dire que si la température est de 36°,3, par exemple, du côté de la poitrine où l'on trouve à peine une légère modification du son et du rythme respiratoire, il y a quelques dixièmes de degré de plus du côté ou la rudesse respiratoire est très évidente, la saccade nettement accusée, et la matité plus prononcée. Ainsi, on a élévation de 4 à 5 dixièmes de degré seulement du côté où les signes sont très peu marqués ; élévation de 6, 7, 8 dixièmes de degré, 1 degré et davantage, là où ils deviennent plus expressifs : parallélisme entre le signe thermique et le signe stéthoscopique ou plessimétrique, entre la température locale et la lésion anatomique. »

Et M. Peter ajoute plus loin :

« La disparité dans l'hyperthermie locale des sommets thoraciques est un des signes les plus probants que je sache de l'existence d'une lésion locale : en effet cette disparité tient nécessairement à des conditions anatomiques et physiologiques, actuellement différentes, de portions ordinairement similaires de l'organisme; donc, par conséquent, la température doit être égale, et s'abaisser ou s'élever simultanément et parallèlement si les modifications de la température sont de cause générale.

« Au contraire, si les chiffres thermiques sont dissemblables pour deux espaces homologues et normalement identiques, c'est évidemment que les conditions thermogènes sont changées, et, dans l'espèce, elles ne peuvent l'être que par la tuberculisation, laquelle se développe presque toujours simultanément aux mêmes points des sommets pulmonaires sans y être habituellement symétrique pour le nombre, la profondeur et l'étendue des lésions, — d'où la dissemblance possible de l'hyperthermie trophique ou rayonnante et la disparité corrélative des chiffres thermiques révélateurs.

« J'ajoute cependant que pour permettre de conclure il faut que cette disparité ne soit pas fugitive, mais constante ; il faut aussi qu'elle ne soit pas trop faible (de deux à trois dixièmes de degré par exemple), mais atteigne ou dépasse cinq dixièmes, ainsi qu'elle soit de 0°.5, 0°,7, 1 degré, etc. »

Après avoir établi ces affirmations catégoriques quant à ce qui concerne la tuberculose commençante, M. Peter constate que dans les cas d'hémoptysie la température pariétale s'élève au moment du crachement de sang, reste plus élevée pendant sa durée, puis s'abaisse après sa terminaison.

De toutes les formes de tuberculose, c'est l'infiltration tuberculeuse fébrile (pneumonie caséeuse de quelques modernes) qui donne les chiffres thermiques locaux les plus élevés, la température pariétale pouvant atteindre 40°,4, tandis que la température axillaire n'est que de 39°,2.

Dans un cas d'hydropneumothoxax la température s'éleva d'abord du côté malade pour retomber ensuite à la normale, tandis qu'elle s'élevait davantage du côté opposé.

Enfin en face d'une caverne la température est toujours plus élevée de 1 à 3 degrés qu'à l'état normal.

Une fois ces faits établis, M. le professeur Peter, cherchant à les interpréter, en vint à conclure que toute masse tuberculeuse en pleine évolution devient par sa seule présence un véritable *foyer morbide thermogène*, que l'accumulation du sang, les combustions plus actives, les échanges moléculaires plus intimes, qui se passent autour du point malade, élèvent sa température, que cette hyperthermie va en rayonnant de proche en proche, échauffant les parties voisines, et qu'enfin elle arrive tout simplement et en vertu des lois de l'équilibre de la température à élever le chiffre thermique général de l'individu : qu'en un mot « ce n'est pas la fièvre qui fait le tubercule, mais le tubercule qui fait la fièvre. »

Tels sont les faits que M. le professeur Peter, avec sa haute compétence, vint présenter à l'Académie, poussant du premier coup la question dans ses derniers retranchements, et formulant même d'après ces observations la théorie des foyers morbides thermogènes.

Nous disions il n'y a qu'un instant que la question était pour ainsi dire dans l'air, et qu'en même temps que M. Peter, avant lui même (et ses premières recherches datent de 1863), d'autres observateurs s'occupaient de températures locales.

Nous allons rappeler brièvement ces différents travaux en insistant plus particulièrement sur ceux qui ont trait aux températures pariétales dans les affections thoraciques.

Je ne veux faire que citer les principaux travaux des physiologistes qui ont recherché les températures locales soit pour étudier la chaleur en général, soit plus spécialement pour déterminer l'influence du système nerveux sur les phénomènes vasculaires cutanés. Nous ne pouvons ici entrer dans le détail des nombreuses expériences entreprises à ce sujet, cela nous entraînerait bien trop loin de la question. Qu'il nous suffise de rappeler pour mémoire les travaux de Davy, Chossat, Becquerel et Breschet, Zimmermann, Demarquay, Nasse, Brown-Séquard, Berthelot, Gavarret, Collin, Couty (1), en appelant plus particulièrement l'attention sur les expériences de Cl. Bernard qui trouva, après la section du grand sympathique au cou, la température de l'oreille chez les lapins dépassant de 5 à 6 degrés celle du côté opposé, et s'élevant même notablement plus haut que celle du rectum.

Puisque nous parlons des hyperthermies après section du sympathique, signalons aussi les observations de chirurgiens, Panas, Verneuil, Seeligmüller, Eulembourg, les thèses de Poteau,

1. *Voir* Indications bibliographiques.

Nicati, qui, chez des malades présentant des paralysies du sympathique, ont cherché les températures locales et trouvé le côté malade plus chaud dans le cas de paralysie, plus froid dans le cas d'irritation que le côté sain.

Ce sont aussi des chirurgiens qui les premiers ont cherché à déterminer les élévations de températures locales dans les cas pathologiques. Au siècle dernier, Hunter cherchait à apprécier l'hyperthermie dans une hydrocèle après ponction et injection irritante. Il trouva une élévation locale de 4 à 5 degrés, mais jamais la température de la poche ne dépassa celle du rectum. Il conclut que « l'inflammation locale a peu d'influence pour élever la température du corps au-dessus de la normale ».

Becquerel et Breschet firent les mêmes recherches dans des cas d'adénité aiguë, et arrivèrent aux mêmes résultats.

Plus tard Billroth, et après lui Otto Weber, Hufschmidt, Huppert, reprirent ces expériences et en tirèrent les mêmes conclusions que ces auteurs, c'est-à-dire que l'échauffement produit dans l'organisme par la température locale ne pouvait pas expliquer la fièvre. « Il est peu probable, dit Billroth, que dans une plaie ou une partie enflammée il se produit une quantité de chaleur ayant une influence appréciable au thermomètre sur la calorification de la masse totale du sang. » Il pose ces conclusions après avoir rapporté des expériences comme celle-ci. Dans des cas de phlegmon diffus il trouvait dans les incisions 38,8 d'une part, 39,2 de l'autre, alors que la température rectale était chez ses malades 38,9 et 39,5. Ces résultats en apparence contradictoires à la vérité physiologique, ou plutôt ces erreurs d'interprétation tiennent à ce que Billroth et les autres auteurs que nous venons de citer prenaient comparativement la température de plaies dans des points dont ils ne connaissaient pas les moyennes thermiques physiologiques inférieures à celle du rectum de 4°, 5°, pour la cuisse ou le pectoral (Billroth, Hufschmidt), inférieures même de 10 degrés pour la tunique vaginale. (Ces chiffres sont établis péremptoirement par les travaux de Gassot, de Colin, de Redard.) Or jamais les différences constatées par Hunter ou Billroth n'ont atteint de pareils chiffres, quelquefois même les températures des parties qu'ils explorent ont été égales à celle du rectum, ou même supérieures. Donc ils commettaient une erreur d'interprétation.

D'autre part, les recherches de Marey ont prouvé combien rapidement la circulation fébrilement accélérée opère la diffusion et l'équilibration du calorique entre les organes et le sang et ont par cela même enlevé beaucoup de leur valeur aux arguments de ces auteurs.

Demarquay entreprit, dès 1856, des expériences analogues à celles de Billroth, mais dont il tira des conclusions absolument opposées à celles de cet auteur, admettant que la chaleur locale est la cause de la chaleur générale.

John Simon, se servant d'appareils thermo-électriques, arrive après une longue série de recherches aux conclusions suivantes :

1° Le sang artériel arrivant aux parties enflammées est moins chaud que le foyer phlegmasique lui-même.

2° Le sang veineux efférent est, il est vrai, moins chaud que le foyer phlegmasique, mais sa température est plus élevée que celle du sang artériel afférent.

3° Le sang veineux d'un membre enflammé est plus chaud que celui du membre sain correspondant.

Signalons enfin les travaux de Bernhard et Jacobson sur la température des plaies, ceux de Redard sur les arthrites, ces auteurs ayant constaté au niveau des points malades une augmentation notable de la température comparée à celle des parties symétriques saines.

Mais, chose bien plus curieuse, ce n'est pas seulement quand il s'agit d'affections franchement inflammatoires qu'on a une différence notable de la température, c'est encore dans des cas de tumeurs ne semblant développer aucune phlegmasie apparente. C'est ainsi que Broca, dès 1861, signalait une hyperthermie locale au-dessous d'un anévrysme poplité, sans vascularisation cutanée; il trouva une température plus élevée de 0°,41 à 1°,5 que du côté opposé. Cauchois dans un cas de sarcome du bras constate de l'hyperthermie non seulement en face de la tumeur, mais encore dans l'aisselle du même côté.

M. Nicaise signale une température plus élevée de la peau qui recouvre une tumeur fibreuse du tronc. M. Parizot au niveau de la région soulevée par un lipome trouve une différence au moins de 3° par comparaison avec les points symétriques. Il constate un écart de 1° à 2° entre un testicule gauche tuberculeux (période des fistules) et la glande droite du même malade parfaitement saine.

Si nous rapprochons ces faits si curieux de ce que nous apprend M. Verneuil : qu'une fièvre plus ou moins intense, plus ou moins prolongée peut naître et durer sous l'influence de néoplasmes simples en apparence, n'offrant aucune des dégénérescences locales, ni des complications éloignées ou générales, réputées capables d'élever la température, et que le seul remède est l'ablation; si, disons-nous, nous rapprochons de cette phrase les exemples cités plus haut, nous voici bien près des foyers morbides thermogènes.

Les médecins qui se sont les premiers occupés des températures locales y avaient d'abord été amenés un peu indirectement à la suite des expériences de Bernard sur le sympathique et de la communication de M. Gubler datant déjà de 1858 sur la rougeur de la face dans la pneumonie, c'est-à-dire qu'en prenant des températures locales ils cherchaient non pas à étudier la marche de la température pour en tirer des conclusions cliniques, mais bien si une température plus élevée indiquait ou non une paralysie vaso-motrice. C'est ainsi que dans certains cas d'affections médullaires, Vulpian et Brown-Séquard, bulbaires ou protubérantielles, Axenfeld, Charcot, Routier, Lépine, constatèrent du côté du corps paralysé une élévation thermique constante.

Pourtant, avant ces auteurs que nous venons de citer, quelques rares tentatives isolées avaient déjà été faites dans d'autres cas. Davy avait déterminé qu'à l'état normal la température est de 35° au-dessus de l'ombilic, 35,7 à l'aine, etc. Roger avait signalé la température élevée de la bouche dans les stomatites simple et gangréneuse; Monneret, dans l'article Température du *Compendium*, dit avoir constaté une élévation thermique de 2° dans un membre atteint de phlébite de la veine fémorale. Il dit que ces déterminations sont hérissées de difficultés et exigent les plus grandes précautions. Depuis lors, jusqu'à la thèse de Gassot qui date de 1873, nous ne trouvons plus dans les auteurs d'autre indication qui vaille la peine d'être citée que la communication de Broca au congrès du Havre (1865) sur la température du cerveau.

Dans sa thèse, M. Gassot inspiré par M. Gubler énumère, sans en tirer de conclusion, de nombreuses causes capables d'élever ou d'abaisser les températures locales. Parmi les premières il cite surtout les congestions d'origine nerveuse et inflammatoire, parmi lesquelles il range la pneumonie, la pleurésie, le rhumatisme, la variole, etc., mais sans parler de la tuberculose. De 1873 aussi datent les travaux de Schumacher (d'Aix la Chapelle), et de Grey de (Brooklyne) sur différents cas de températures pariétales prises dans des affections cérébrales.

En 1875 parut la thèse de Jobbé-Duval faite dans le service de M. Peter. L'auteur étudie la température pariétale dans la pleurésie, constatant après la ponction une élévation du côté malade, un abaissement au contraire après une émission sanguine.

La même année nous trouvons dans la *Gazette des hôpitaux* un travail de M. Landrieux concernant 14 malades atteints de pneumonie unilatérale. Douze fois il a été constaté une élévation du côté malade. Dans l'hépatisation grise, la température est égale ou même inférieure à celle du côté opposé. Enfin dans la pneumonie double, l'élévation plus grande est en rapport plutôt avec un travail phlegmasique accompli qu'en voie de formation.

En 1876 Charteris publie dans *The Lancet* trois cas de phthisie aiguë avec différences notables, d'environ 1°, dans les températures axillaires du côté sain et du côté malade; différences qui ne peuvent, dit-il, exister ni à l'état physiologique ni dans les cas de fièvre typhoïde par exemple, qui pourraient simuler la phthisie aigüe.

En 1876 aussi parut la thèse de Torio qui, étudiant comparativement les températures centrale et périphérique dans six cas de pneumonie et huit de pleurésie, prend la chaleur de la main pour type de température périphérique et celle de l'aisselle pour type de la température centrale. Il conclut qu'au début de ces maladies la température périphérique s'élève beaucoup pour s'abaisser ensuite.

Dans son *Traité de thermométrie médicale* paru la même année, Seguin cite des observations de températures axillaires prises des deux côtés dans différents cas de phthisie. Il conclut que dans la phthisie ce signe doit être recherché, quoiqu'il ne lui attribue pas la même importance qu'aux symptômes physiques et à la température générale.

Wegscheider en 1877 et Luigi Cornato publient des travaux dont la conclusion est que la température comparée des deux aisselles n'a pas de signification qui puisse éclairer le diagnostic dans la pneumonie et la pleurésie.

Enfin nous arrivons en 1878, année ou M. Peter fit l'importante communication que nous avons résumée au commencement de cette revue historique.

Remarquons qu'avant lui les observateurs dont nous avons parlé, et qui s'étaient occupés de thermométrie comparée dans les affections thoraciques, n'avaient pris que des températures axillaires, et n'avaient pas cherché à se rapprocher autant que possible du point malade en appliquant directement le thermomètre sur les espaces intercostaux.

Quelques jours encore avant cette communication, le 7 septembre, paraissait dans le *Medical Times* un travail de Mac Aldowie dans lequel l'auteur, après avoir pris comparativement la température des deux aisselles dans 369 cas de tuberculose, conclut à l'importance de cette recherche au début de la maladie, disant qu'on trouve alors la température plus élevée du côté malade.

La semaine qui suivit la communication de M. Peter à l'Académie, le docteur Vidal (d'Hyères) lisait à cette même assemblée une note absolument confirmative des travaux de M. Peter. Il dit que depuis longtemps il cherchait de son côté à établir les différences thermiques des foyers tuberculeux et que toujours il trouvait une température plus élevée du côté malade. Il alla même beaucoup plus loin dans ses affirmations en disant que, le thermomètre en main, on peut dessiner les contours d'une caverne tuberculeuse.

M. E. Michel (de Cauterets) dit dans une lettre à M. Peter que lui aussi avait déjà constaté qu'en auscultant des tuberculeux on trouve souvent des points d'hyperthermie excessive qui pour ainsi dire « brûlent l'oreille ».

Depuis lors nous avons le travail de Von Aurep qui, étudiant la température périphérique dans les maladies du poumon, constate qu'elle s'élève toujours du côté ou existe une poussée inflammatoire, l'inégalité variant entre 0°,5 et 1°,5 avec le point symétrique. Mais cet auteur constate que la température est plus basse en face d'une caverne.

Deux élèves de M. Peter, MM. Bagneris et Forest, choisirent, le premier en 1879, le second en 1880, l'étude des températures locales comme sujet de leurs thèses inaugurales; tous deux publient de très intéressantes observations, et tous deux arrivent aux mêmes conclusions que leur maître. Leurs travaux confirmatifs de celui de M. le professeur Peter tendent surtout à affirmer la valeur pratique et clinique de la thermoscopie pariétale, alors qu'au début de la phthisie le diagnostic est incertain entre la chlorose et la tuberculisation pulmonaire. S'il s'agit de chlorose, la température reste toujours égale ou inférieure à la normale, si au contraire c'est à des tubercules qu'on a affaire, il y a hyperthermie.

Enfin disons que nous tenons d'une communication orale de notre excellent collègue et ami M. Redard, que ses conclusions, quant à ce qui concerne la thermométrie pariétale dans la phthisie; conclusions qui doivent paraître dans un travail d'ensemble sur les températures locales, sont celles-ci: dans la tuberculose au début, dans les phthisies congestives à marche rapide, on trouve une hyperthermie locale du côté le plus malade, mais s'il s'agit de phthisie chronique, les résultats obtenus sont tellement incertains qu'ils ne peuvent être pris en sérieuse considération pour établir un diagnostic.

Le 7 février 1880, M. Lépine (de Lyon) lut à la Société de Biologie un travail sur les températures locales chez les phthisiques. M. Lépine, et après lui son élève F. Brébion, reconnait bien que du côté où existe une congestion pulmonaire, tuberculeuse ou autre, il y a augmentation de la température locale, mais que cette hyperthermie n'est pas limitée aux points de la peau les plus voisins de l'altération pulmonaire, qu'elle existe aussi bien sur toute la paroi thoracique, dans l'aisselle du même côté, à la face, au bras. Cette augmentation de chaleur est plus considérable du côté ou la lésion est de date plus récente, ce qui tient vraisemblablement à ce que la congestion y est plus intense. De là M. Lépine conclut que si le fait signalé par M. Peter est exact, son interprétation est fausse, et qu'il s'agit là non de foyers morbides thermogènes, mais d'une action réflexe vaso-motrice qui dilate tous les vaisseaux du côté malade.

M. Lereboullet publia en 1878 un mémoire tendant à infirmer les conclusions de M. Peter. Il fit prendre dans son service de nombreuses températures par ses élèves, et crut pouvoir affirmer que physiologiquement il existe des différences notables entre les températures pariétales des différents sujets, et mieux encore entre les températures du 2e espace droit et gauche d'un même individu. Suivant lui il y aurait physiologiquement une différence de 3 à 4 dixièmes en faveur du sommet droit. Nous n'avons trouvé cette affirmation vérifiée par aucun auteur. Elle est en désaccord avec les chiffres de MM. Peter et Bagneris. Nous même avons chez plusieurs individus sains cherché à vérifier ce fait sans jamais rencontrer de différences de plus de 1 à 2 dixièmes, et au préjudice tantôt d'un sommet, tantôt de l'autre.

Puis M. Lereboullet donne des séries de températures prises sur des tuberculeux chroniques à la même heure et à des jours différents, et il constate entre ces températures des écarts de quelques dixièmes. Il nous semble que ces démonstrations ne sont pas bien concluantes, d'abord parce qu'il s'agit de tuberculeux chroniques, ensuite parce que M. Lereboullet ne nous donne pas en même temps les températures axillaires, de sorte que nous ne pouvons pas savoir si les légères variations constatées dans les températures pariétales n'étaient pas la conséquence d'écarts analogues dans la température centrale.

Quoi de plus démonstratif d'ailleurs que certains chiffres de M. Lereboullet en faveur de l'hyperthermie locale des tuberculeux Nous ne pouvons résister au désir de citer une observation de cet auteur. Il s'agissait d'un malade ayant des lésions bien plus avancées au sommet gauche qu'au droit.

| Jours. | Heures. | Som. gauche. | Droit. |
|---|---|---|---|
| 1er octobre. | 2 ,40 soir | 37 ,70 | 37 ,00 |
| | 3 ,06 » | 38 ,20 | 38 ,00 |
| 2 octobre. | 8 ,37 » | 36 ,10 | 35 ,90 |
| | 8 ,50 » | 35 ,40 | 34 ,40 |
| | 9 ,23 » | 35 ,40 | 36 ,40 |
| 3 octobre. | 3 ,05 » | 36 ,80 | 37 ,10 |
| | 3 ,40 » | 37 ,40 | 37 ,00 |
| | 4 ,05 » | 37 ,30 | 37 ,00 |

C'est-à-dire que toujours, sauf une fois, il y a hyperthermie à gauche, du côté où les lésions sont plus avancées, alors que M. Lereboullet vient de nous apprendre que le sommet droit était physiologiquement plus chaud que le gauche.

Nous comprenons difficilement comment après une observation comme celle-là l'auteur peut arriver à ces conclusions : « Le thermomètre ordinaire est insuffisant pour mesurer les tem- « pératures locales.

« Chez un tuberculeux, bien que semblant plus élevée que « chez un individu sain, la température locale ne dépasse jamais « l'axillaire et est très variable, non seulement d'individu à indi- « vidu, mais chez le même à quelques heures d'intervalle. »

D'ailleurs, dans un second travail publié en 1880, M. Lereboullet paraît avoir un peu abandonné de la rigidité de ses premières conclusions. Il dit que chez les tuberculeux, les chlorotiques, les arthritiques, la température thoracique est plus élevée que normalement, mais qu'on trouve la même élévation qu'au bras et à l'aisselle du même côté. Il voit là des variations dues plutôt à des perturbations vaso-motrices qu'à la proximité de foyers thermiques. Ainsi il semble en dernier lieu se ranger à à l'opinion de M. Lépine.

En résumé nous voyons que si quelques auteurs s'étaient d'abord élevés catégoriquement contre les affirmations de

M. Peter, aujourd'hui on n'est plus guère divisé que dans l'interprétation des phénomènes. Pour M. Peter il s'agit là de foyers morbides thermogènes jouant le rôle de sources de chaleur, agissant par continuité de tissus sur les parties avoisinantes et élevant leur température, tandis que ses adversaires invoquent l'action du système nerveux vaso-moteur, la lésion pulmonaire amenant par voie réflexe une dilatation du système vasculaire, et une élévation thermique analogue à celle qu'on observe après la section du grand sympathique.

Quand les chirurgiens ont trouvé une température plus élevée en face d'une arthrite ou d'un sarcome, il n'ont pas songé à invoquer une action vaso-motrice pour expliquer la chaleur de la peau à ce niveau, ils l'ont attribuée tout simplement à la propagation de la chaleur profonde. Ce sera alors une différence de quelques millimètres dans l'épaisseur des tissus qui séparent la boule du thermomètre du foyer morbide, qui pourra renverser complètement la pathogénie du symptôme et faire que ce qui est ici une propagation directe soit là une action réflexe vaso-motrice.

En effet on ne nous dira pas que le travail inflammatoire est moindre dans un point du poumon siège de poussés tuberculeuses aiguës que dans un sarcome à marche certainement beaucoup plus lente. Et ici je ne préjuge en rien de la cause de la chaleur plus grande au niveau de ces tissus malades: stase vasculaire, échanges nutritifs plus actifs, peu importe la théorie, ce que je tiens à constater c'est la chaleur plus grande, et je suis bien persuadé que si on pouvait plonger une aiguille thermo-électrique dans un poumon congestionné, hémoptysique, farci de granulations tuberculeuses, on lui trouverait certainement une température plus élevée qu'à un sarcome, un lipome ou à une tumeur fibreuse.

La paralysie vaso-motrice a d'ailleurs d'autres signes que la chaleur plus grande : rougeur des téguments, dilatation de la pupille, œdèmes, phlegmasies cutanées, sueurs locales, tous symptômes qu'on ne constate pas au début de la tuberculose, et surtout si l'un d'eux existe, comme la rougeur des pommettes, il n'est pas unilatéral. Il est très bien de dire qu'il s'agit d'une paralysie réflexe vaso-motrice, mais encore faut-il le prouver ; et si le fait existait, la preuve serait bien facile à faire par la présence d'un de ces symptômes qu'on devrait rencontrer et qui seraient si faciles à signaler.

# OBSERVATION

Le malade, M. X..., qui fait le sujet de cette observation, ne présente comme antécédents de famille rien de bien particulier à signaler. Son père est d'une bonne santé habituelle, sa mère souffre depuis longtemps de rhumatismes chroniques. Chez eux pas trace de scrofule.

Un frère et une sœur sont délicats, mais non malades.

M. X..., âgé de trente-six ans, est d'apparence chétive, jamais sa santé n'a été bonne, surtout depuis l'âge de vingt ans, où il vint à Paris faire son droit, et, disent ses parents, mena une vie peu régulière; souvent il souffrait de la gorge, avait des extinctions de voix, à la moindre variation de température il s'enrhumait. Ces accidents se sont surtout accusés après la campagne de 1870 qu'il fit tout entière à l'armée de l'Est.

Un an avant son mariage qui eut lieu il y a sept ans, il eut à trois reprises différentes des épistaxis très abondantes.

Quelques temps après, étant aux Eaux-Bonnes pour sa laryngite, à son troisième bain il fut pris d'une hémoptysie qu'il évalue à environ un verre de sang. Depuis lors, il passa tous ses étés dans son pays, la Nièvre, et alla pendant l'hiver habiter successivement les stations suivantes : Cauterets, La Bourboule, et enfin Cannes ces deux dernières années.

M. Raymond le soigne depuis 1875. Quand ce malade vint le voir pour la première fois il présentait des signes non douteux de tuberculose au second degré, limitée seulement au sommet gauche qui était le siège de craquements et de râles humides. Le poumon droit était en apparence absolument indemne. En outre M. X... souffrait depuis quelques mois d'une fistule à l'anus et de tubercules suppurés du testicule.

Malgré ces symptômes graves, son état alla en s'améliorant grâce à une excellente hygiène et à un traitement arsenical; et quelques jours avant son dernier accident il avait, depuis 1875, engraissé de 45 livres, et on ne trouvait plus au sommet droit que quelques rares craquements, de l'expiration saccadée et de la submatité.

Le dimanche 10 octobre, après avoir passé déjà quatre jours à Paris sans que rien dans son état de santé pût faire prévoir ce qui allait arriver, ce dimanche donc, il alla passer une grande partie de son après-dîner dans une salle de théâtre où il faisait, paraît-il, très chaud. Cette grande chaleur l'incommoda beaucoup, il eut quelques petits accès de toux, et en sortant il fut pris de froid. Pourtant le reste de la journée se passa à peu près bien, sans malaise, quand à dix heures du soir il fut réveillé brusquement par une quinte de toux suivie immédiatement d'une hémoptysie très abondante.

Un médecin appelé en toute hâte prescrivit du seigle ergoté et de l'extrait thébaïque.

M. Raymond, qui vit le malade quelque heures plus tard, constata dans toute la hauteur du poumon gauche de nombreux râles sibilants, rien absolument à droite.

11 octobre. — La journée et la nuit du lundi se passèrent sans accident. Les râles avaient diminué de nombre et d'intensité, mais étaient toujours abondants

12 octobre. — Le commencement de la journée fut aussi très calme, mais le soir, il y avait de la fièvre, un peu d'agitation, et un redoublement d'intensité dans les bruits sibilants et ronflants du côté gauche. Le malade avait été tenu à la diète, il prenait de la glace, et d'heure en heure une cuillerée d'une potion à l'ergotine.

A une heure du matin survint une nouvelle hémoptysie, et une autre à quatre heures, très abondantes toutes deux, évaluées par M. Raymond à environ un litre de sang.

Même traitement, sinapismes, glace, sulfate de quinine.

13 octobre. — Journée assez tranquille, mais vers cinq heures du soir agitation, mouvement fébrile, quintes de toux plus fréquentes avec expectoration de sang noir coagulé, et nombreux râles sibilants sous la clavicule. Nous n'auscultons pas le malade en arrière, mais rien en avant à droite. Injection d'une seringue de Pravaz d'ergotine Yvon. Bientôt ces symptômes disparaissent, l'agitation cesse, les râles diminuent, le pouls qui était monté à 120 tombe à 90, et le malade sommeille tranquillement.

Vers minuit, nouvelle agitation, nouvelle poussée de râles, anxiété, sensation de poids dans le côté gauche. Glace, citron, sinapismes sur les jambes. De nouveau encore ces symptômes s'amendent, quand, à six heures du matin, M. X... crache environ un litre de sang. Après cette hémoptysie, sa faiblesse est extrême, les extrémités sont froides, les lèvres bleues. Nouvelle injection d'ergotine, alcool, acétate d'ammoniaque, on couvre le malade de sinapismes, on l'entoure de linges chauds. Peu à peu la tendance syncopale disparait, les forces reviennent, le pouls qui était filiforme, incomptable, se remonte légèrement. Nombreux râles en avant et à gauche, toujours rien à droite.

14 octobre. — La journée n'est pas trop mauvaise, elle se passe à peu près comme celle d'hier, avec quelques alertes, oppression, râles plus nombreux, mouvement fébrile, qui cédaient à l'application de sinapismes et à l'administration de glace. Le malade prend du bouillon et des grogs glacés.

M. le professeur Peter appelé en consultation voit le malade à quatre heures. L'examen de la poitrine donne alors : à la percussion submatité en avant à gauche, à l'auscultation nombreux râles sibilants et ronflants dans tout le côté gauche et à la base droite. Le pouls, tout en étant très dépressible, a repris un peu d'ampleur.

M. Peter nous conseille alors de prendre parallèlement les températures pariétales gauche et droite.

Voici les résultats du premier examen :

Température axillaire 38 ; pariétale gauche 38 ; droite 37,5.

Même traitement interne, ergot de seigle, sulfate de quinine, etc., mais application d'un grand vésicatoire en arrière sur le côté gauche de la poitrine.

15 octobre. — La nuit a été relativement bonne, le malade a sommeillé, s'est réveillé une fois à minuit avec de l'agitation. Le matin il se trouve très soulagé, respire plus facilement, n'éprouve plus cette sensation d'angoisse extrême qui le tourmentait ces jours passés.

A neuf heures du matin. — Température axillaire 37,4 ; pariétale gauche 36,2 ; droite 36,5.

A l'ausculation il n'y a plus que quelques râles sibilants disséminés, le murmure vésiculaire s'entend partout normal en arrière ; en avant seulement. quelques gros râles muqueux et de l'expiration prolongée et rude. Plus de râles sibilants à droite.

A partir de midi un peu d'agitation, nausées, quelques vomissements ; vers quatre heures les râles sibilants reparaissent de nouveau en avant et à gauche.

A quatre heures. — Température axillaire 37,6 ; pariétale gauche 38,2 ; droite 37,7.

M. Peter avait conseillé de suspendre tout traitement, mais en présence de cette nouvelle poussée congestive un nouveau vésicatoire est appliqué au creux épigastrique ; l'ergotine, le sulfate de quinine, sont repris, des sinapismes sont appliqués sur les jambes.

La nuit est très calme ; à neuf heures du soir les râles sibilants ont disparu, le malade sommeille.

16 octobre. — Depuis huit heures du matin, heure où M. X... s'est réveillé, il y a encore de l'agitation, de l'anxiété. Il est tourmenté par une petite toux incessante. Râles sibilants plus abondants qu'hier.

A neuf heures et demie. — Température axillaire 39 ; pariétale gauche 39,1 ; droite 38,5.

Les mêmes symptômes persistent toute la matinée avec quelques oscillations en mieux ou en pire.

A une heure et demie de l'après-midi. — Hémoptysie d'environ un verre de sang.

A deux heures. — Température axillaire 39,5 ; rectale 40,4 ; pariétale gauche 39, droite 38,2 ; pouls 130.

Très nombreux râles sibilants et muqueux. Agitation extrême, anxiété, sueurs froides, lipothymie. Même traitement que pour la dernière hémoptysie, acétate d'ammoniaque, alcool, linges chauds, sinapismes.

3 heures. — Température axillaire 38,6.

4 heures. — Température axillaire 39,7.

L'état de grande faiblesse du malade ne permet pas de prendre les température pariétales ; mais en présence de l'élévation considérable de la température axillaire, du nombre de râles sibilants, de leur apparition à droite, on applique sur le derrière de la poitrine quarante ventouses sèches et on donne au malade 30 gouttes de teinture de digitale.

Les ventouses ont amené un mieux être très sensible, la respiration est devenu plus facile, le pouls s'est relevé, les râles ont diminué à gauche et disparu à droite, mais M. X... est tourmenté par une petite toux incessante.

5 heures. — Température axillaire 37,2.

8 heures. — — — 38,8

9 heures. — — — 38,4, glace à l'intérieur.

La nuit a été très calme, le malade a sommeillé presque continuellement, mais avec cauchemars et réveils en sursaut.

La température prise à minuit a été de 38,5 ; dans l'aisselle 37,2 à gauche, 37,4 à droite.

3 heures matin. — Température axillaire 38,5.

17 octobre. — L'état général est relativement satisfaisant, le malade a pris un peu de bouillon et de vin, il se trouve beaucoup mieux.

Onze heures matin. — Température axillaire 38,3.

Deux heures. — Température axillaire 38,4.

A l'auscultation on a du côté gauche quelques gros râles disséminés, mais le murmure vésiculaire a repris partout et n'est plus masqué par les sibilances qui pourtant se font entendre du haut en bas. A droite quelques râles sibilants disséminés.

Il est bien entendu que toujours, quand nous parlons d'auscultation, nous évitons à dessein, pour ne pas faire de redites inutiles, de parler des craquements humides du sommet gauche qui s'entendent toujours de la même façon.

Vers trois heures survient un peu d'agitation avec quintes de toux et expectoration de deux ou trois crachats sanglants. Ces symptômes sont combattus par les mêmes moyens. Depuis hier le sulfate de quinine a été remplacé par le bromhydrate de quinine mieux toléré par l'estomac.

3 heures. — Température axillaire 37,8 ; pariétale gauche 37,5 ; droite 36,6.

Un peu après, sommeil entrecoupé de rêves et de réveils en sursaut, puis à quatre heures le malade est réveillé brusquement par une nouvelle hémoptysie d'environ un grand verre de sang. Même traitement, nouvelle application de ventouses.

Après ce dernier crachement de sang, l'abattement de M. X... est très grand, il est plongé dans une sorte de stupeur, s'occupe à peine de ce qui se passe autour de lui ; les yeux sont ternes, la face pâle couverte de sueur, le pouls extrêmement faible, mou, dépressible. A l'auscultation on entend de nouveau de nombreux râles du côté gauche. De temps en temps on lui fait prendre une gorgée de cognac.

Dix heures. — Soubresauts des tendons, carphologie, pouls de plus en plus faible, presque insensible, râles trachéaux, tendance au refroidissement. Je fais alors coup sur coup deux piqûres d'éther d'une seringue chacune, suivies presque aussitôt de deux autres. Le pouls ne tarde pas à se relever et à prendre de l'ampleur, le malade semble renaître ; il demande à boire. On lui donne du vin de cannelle et du rhum. De demi-heure en demi-heure je fais une injection d'éther, en même temps que le malade prend du consommé par cuillerées et de la potion cordiale.

Peu à peu les forces renaissent, la respiration devient plus facile, les râles trachéaux disparaissent et nous arrivons ainsi jusqu'au matin.

18 octobre. — Huit heures matin. Température axillaire 37,2; pariétale gauche 36,8 ; droite 36,9.

A onze heures M. Peter ordonne un nouveau vésicatoire qui est appliqué à la face interne de la cuisse gauche. On continue le bromhydrate de quinine 0,20 centigrammes toutes les quatre heures.

A onze heures. — Température axillaire 38,3.

A trois heures. — Température axillaire 38,4.

A l'auscultation mêmes signes qu'hier matin.

A quatre heures. — Agitation, oppression, de nombreux râles.

Température axillaire 36,8 ; pariétale gauche 37,3 ; droite 36,5.

Sinapismes, glace, vingt ventouses. A six heures, ces symptômes inquiétants ont disparu.

A huit heures. — Température axillaire 38,2 ; pariétale gauche 37 ; droite 37.

A minuit le malade sommeillait assez tranquillement, le pouls était bon, mais pourtant les pommettes étaient très colorées, et à la palpation, malgré une sueur assez abondante, on pouvait sentir la peau chaude, quand il est réveillé par une nouvelle hémoptysie d'environ deux tiers de litre de sang, à la suite de laquelle nous croyons qu'il va succomber tant la respiration est pénible, la trachée étant encombrée de sang, tant le pouls est de nouveau comme hier petit, fuyant, irrégulier.

Nous faisons coup sur coup huit injections d'éther, et de nouveau la peau redevient moite, le pouls plus ample et régulier. Le malade prend environ 100 grammes de cognac et s'endort d'un sommeil d'abord très agité, mais de plus en plus calme, toujours pourtant avec soubresauts, réveils brusques, plaintes et gros râles trachéaux.

19 octobre. — 6 heures du matin. Température axillaire ; 37,2 pariétale gauche 37,6; droite 36,9.

A ce moment l'agitation était plus grande.

A huit heures. — Température axillaire 37,3; pariétale gauche 36,5; droite 36,2.

Peu de râles dans la poitrine. Injection de morphine.

La journée se passe assez bien, M. X... prend un peu de nourriture. A six heures du soir légère dyspnée, chaleur à la face.

Température axillaire 38,4 ; pariétale gauche 38,2 ; droite 38,3.

La nuit est assez bonne.

20 octobre. — Quatre heures du matin. Un peu d'agitation.

Température axillaire 39,2 ; pariétale gauche 38,5 ; droite 37,8.

A midi. — Température axillaire 38,6 ; pariétale gauche 38,2 ; droite 38,4.

A quatre heures du soir. — Température axillaire 38,6 ; pariétale gauche 36,8 ; droite 37.

Depuis ce matin il y a autant de râles sibilants à droite qu'à gauche, et en outre il semble que derrière eux on saisit au sommet quelques craquements fins. L'état général du malade est assez bon, en ce sens que sa peau est moite, qu'il a recouvré toute sa connaissance, que le pouls est bien plein, tout en étant très dépressible. Mais les pommettes sont toujours très colorées et la respiration très courte.

A cinq heures le malade s'assied brusquement sur son lit Je vais, dit-il, encore cracher du sang, mais cette fois il vient du côté droit. A peine a-t-il achevé qu'il est pris d'une hémoptysie de trois grands verres de sang. Faiblesse extrême. Pourtant après deux injections d'éther, il se trouve mieux, et nous répète encore qu'il est sûr que le sang est venu du poumon droit.

Très nombreux râles des deux côtés droit et gauche.

M. X... s'endort vers sept heures d'un sommeil agité qui dure toute la nuit. Rêvasseries. Soubresauts des tendons.

21 octobre. — Huit heures du matin. Température axillaire 36,8 ; pariétale gauche 36,5 ; droite 37,6.

Les craquements au sommet du poumon droit sont devenus très manifestes plus fins, mais aussi nombreux et dans une zone aussi étendue qu'à gauche.

A trois heures. — Température axillaire 38,6 ; pariétale gauche 37,4 ; droite 37,5.

Sept heures du soir. — Température axillaire 38,6 ; pariétale gauche 37,5 ; droite 37,7.

A huit heures du soir. — Quelques crachats fortement colorés en rouge. Nombreux râles en avant aux deux sommets.

22 octobre. — Sept heures du matin. Température axillaire 37,4 ; pariétale gauche 36,4 ; droite 36,8.

A neuf heures. — Il se fait une assez forte poussée congestive : toux, agitation, dyspnée, nombreux râles des deux côtés. Le malade se plaint de trop de fatigue quand je veux prendre sa température. Injection avec moitié de la seringue de Pravaz d'ergotine Yvon et moitié de solution de morphine à 1 p. 50. Au bout de quelques minutes il dormait, et une demi-heure après les râles avaient disparu.

A midi. — Température axillaire 38 ; pariétale gauche 37,5 ; droite 37,5.

Cinq heures. — Température axillaire 37,4 ; pariétale gauche 36,8 ; droite 36,6.

23 octobre. — A trois heures et demie du matin, en se réveillant d'un sommeil pénible, hémorrhagie de deux verres de sang environ. Le sang des deux dernières hémoptysies est très rouge, rutilant, bien plus liquide qu'au début de la maladie et ne se prend en caillots que longtemps après l'hémoptysie.

Très nombreux râles sibilants et craquements des deux côtés.

A dater de ce jour notre extrême fatigue nous force à quitter le malade et nous ne pouvons plus continuer à suivre d'aussi près les détails de son observation. Mais notre ami le docteur Colson qui continua à le voir plusieurs fois par jour voulut bien prendre les températures locales que nous ne transcrivons pas ici, elles sont figurées dans le tableau.

Il n'y eut plus de nouvelle hémoptysie.

Pendant trois jours encore le poumon droit sembla seul être le siège de poussées tuberculeuses. Les craquements s'y faisaient entendre de plus en plus gros et abondants, et gagnaient de plus en plus de haut en bas, tandis qu'à gauche les signes physiques restaient à peu de chose près les mêmes. Des deux côtés il y avait moins de râles sibilants que pendant la période hémoptoïque, mais pourtant plus à droite qu'à gauche.

A partir du 27 octobre : craquements humides et râles muqueux du haut en bas des deux poumons. Le malade ne peut plus prendre aucune nourriture, sa toux est incessante. Les crachats muco-purulents sont très abondants, la respiration fréquente et superficielle. Enfin il succomba dans la soirée du 30 octobre sans avoir présenté d'autres nouveaux signes que ceux d'une tuberculose généralisée à la totalité des poumons.

L'autopsie n'a pu être faite.

*Voici, résumées en tableau les différentes températures observées chez notre malade.*

| DATES | | TEMPÉRATURES | | | OBSERVATIONS |
|---|---|---|---|---|---|
| | | | PARIÉTALES | | |
| JOURS | HEURES | AXILLAIRE | gauche | droite | |
| 14 octobre. | 4 soir | 38 | 38 | 37,5 | Hémoptysie, vésicatoire. |
| 15 » | 9 matin | 37,4 | 36,2 | 36,3 | |
| | 4 soir | 37,6 | 38,2 | 37,7 | |
| 16 » | 9 matin | 39 | 39,1 | 38,5 | Hémoptysie. |
| | 2 soir | 39,5 | 39 | 38,2 | Hémoptysie. |
| | 4 » | 39,7 | » | » | Dyspnée, 40 ventouses. |
| | 5 » | 37,2 | » | » | |
| | 9 » | 38,4 | » | » | |
| | 12 » | 38,5 | 37,2 | 37,4 | |
| 17 » | 11 matin | 38,5 | » | » | |
| | 3 soir | 37,8 | 37,5 | 36.6 | Hémoptysie. |
| 18 » | 8 matin | 37,2 | 36,8 | 36,9 | |
| | 11 » | 38,3 | » | » | Nombreux râles, ventouses. |
| | 4 soir | 36,8 | 37,5 | 36,5 | |
| | 8 » | 38,2 | 37 | 37 | |
| 19 » | 6 matin | 37,2 | 37,6 | 36,9 | Hémoptysie. |
| | 8 » | 37,3 | 36,5 | 36,2 | |
| | 6 soir | 38,4 | 38,2 | 38,2 | |
| 20 » | 4 matin | 39,2 | 38,5 | 37,8 | Râles à droite. |
| | 12 » | 38,6 | 38,2 | 38,4 | |
| | 4 soir | 38,6 | 36,8 | 37 | Hémoptysie de droite. |
| 21 » | 8 matin | 36,8 | 36,5 | 37,6 | |
| | 3 soir | 38,6 | 37,4 | 37,5 | Râles à droite. |
| | 7 » | 38,6 | 37,5 | 37,7 | |
| 22 » | 7 matin | 37,4 | 36,4 | 36,8 | |
| | 12 » | 38 | 37,5 | 37,5 | |
| | 5 soir | 37,4 | 36,8 | 36,6 | |
| 23 » | 4 matin | 38 | 37,2 | 37,4 | Hémoptysie. |
| | 8 » | 58 | 37.4 | 37,4 | |
| | 6 soir | 38,4 | 37,9 | 38,4 | |
| 24 » | 8 matin | 38,4 | 37,2 | 37,4 | |
| | 4 soir | 38,2 | 37,7 | 38,2 | |
| | 11 » | 38 | 37,8 | 38 | |
| 25 » | 8 matin | 37,4 | 37 | 37,2 | |
| | 9 soir | 37,4 | 36,7 | 37,2 | |
| 26 » | 9 matin | 37,5 | 36,6 | 36,8 | |
| | 10 soir | 38 | 37,8 | 37,2 | |
| 27 » | 10 matin | 38 | 37,4 | 37,6 | |
| | 3 soir | 38,2 | 37,4 | 37,4 | |
| | 9 » | 39 | 38.6 | 38,7 | |
| 28 » | 8 matin | 37,4 | 3 | 37,2 | |
| | 10 soir | 38,9 | 38,2 | 38,4 | |
| 29 » | 7 matin | 38,2 | 37,8 | 37,9 | |
| | 11 » | 38,5 | 38,2 | 38,3 | |
| | 8 soir | 39,1 | 38,6 | 38,5 | |
| 30 » | 8 matin | 38,4 | 37,8 | 38,2 | Mort. |

Cette observation est intéressante à différents points de vue.

Résumons d'abord ce qui a trait aux températures pariétales, puisque c'est surtout la question que nous avons envisagée ici.

Nous voyons que les lésions tuberculeuses étaient d'abord exclusivement limitées au côté gauche de la poitrine, et que, pendant les six premiers jours que nous avons pris la température, à quelque heure que nous l'ayons prise, toujours, sauf pour une fois un écart d'un dixième, nos nombreux examens nous l'ont montrée plus élevée à gauche qu'à droite.

De ce côté droit nous n'avions observé, jusqu'au 20 octobre, que de temps en temps des râles sibilants ; quand ce jour-là, après avoir constaté à deux reprises dans la journée une différence de température en faveur du poumon droit de deux dixièmes, lorsque nous auscultons, nous percevons au sommet quelques craquements fins qui deviennent le lendemain très manifestes, en même temps que le malade qui n'était prévenu en rien nous affirmait que son hémoptysie venait de droite.

Puis pendant les cinq jours suivants, alors que les signes physiques marchent de ce côté avec une grande rapidité, c'est toujours ce sommet droit qui nous fournit l'hyperthermie la plus notable, tandis que le sommet gauche, tout en restant beaucoup plus chaud que normalement, l'est moins que le côté le dernier pris.

Après ces cinq jours, c'est-à-dire à partir du 26, il se produit des oscillations constantes en faveur tantôt d'un côté, tantôt de l'autre. Mais alors on avait des râles humides du haut en bas des deux poumons.

Ce que nous révélait d'une façon indiscutable l'auscultation, c'est-à-dire que le sommet gauche étant d'abord le seul siège de poussées tuberculeuses, puis, qu'au bout de quelques jours ce fut au tour du sommet droit de se prendre, de nous fournir des râles de plus en plus gros et abondants, tandis qu'à gauche ils restaient les mêmes ; tout cela nous était indiqué d'une façon absolument nette par le thermomètre.

Pendant toute la durée de l'observation les températures pariétales ont été supérieures à la normale que nous savons osciller entre 35°,5 et 36 degrés. Nous les avons vues le plus souvent varier entre 37 et 38 degrés, quelquefois même dépasser ce chiffre et atteindre 39°,1, écart considérable de plus de 3 degrés avec le chiffre physiologique.

L'examen de notre courbe vérifie aussi la loi posée par M. Peter qu'avant une hémoptysie la température monte pour se tenir élevée pendant le crachement de sang, et ensuite descendre.

Enfin nous pouvons aussi constater combien les révulsifs cutanés abaissent rapidement la température.

Après le vésicatoire du premier jour, nous voyons la température axillaire descendre de 38 à 37°,4 et la température pariétale de 38° et 37°,5 à 36°,2. De même après les ventouses la température axillaire descendre de 39°,7 à 37°,2 en deux heures ; et la seconde fois qu'on en appliqua, la chaleur axillaire tomba de 38°,3 à 36°,8, chiffre minimum auquel elle n'arriva qu'une autre fois après une hémoptysie.

Si nous nous demandons quelle a été chez notre malade la marche des accidents : fièvre, hémoptysie, tuberculisation, ou plutôt si nous cherchons à établir leurs rapports, leurs réactions réciproques, il nous semble que nous nous trouvons en face d'un cas clairement démonstratif.

Il s'agissait d'un homme qui avait déjà fait une ou plusieurs poussées tuberculeuses évidentes et par les hémoptysies qui les avaient accompagnées, et par les symptômes généraux et locaux qui les avaient suivies ; ces poussées tuberculeuses avaient subi leur évolution habituelle : dégénérescence graisseuse, ramollissement, suppuration, et enfin élimination.

Elles avaient été suivies de pertes de substance indiscutables, mais comme elles s'étaient passées sans grande réaction générale, à peu près silencieusement, leur sphère d'action était restée limitée à des points relativement circonscrits du poumon, et, une fois le processus morbide terminé, la nature avait repris le dessus et les cavernes tendaient à se cicatriser. Mais est-ce à dire pour cela que le malade était guéri, n'était plus tuberculeux ? Non assurément, et la preuve nous en est donnée par les accidents des derniers jours, par les tubercules du testicule, les abcès de la marge de l'anus dont il souffrit pendant ces dernières années.

Il est bien évident qu'à côté de ses lésions anciennes en voie d'amélioration il en faisait d'autres plus jeunes à marche et à évolution très lentes, apyrétiques et, par conséquent, bien tolérées par le poumon. Quelle qu'ait jamais été son amélioration, elle n'était pas absolue, sa santé n'était pas celle d'un homme en convalescence. Évidemment il se portait mieux pendant ces deux dernières années qu'au début de la maladie, mais ce n'était là qu'un mieux relatif, de temps en temps interrompu par des bronchites, des laryngites, des quintes de toux, de la dyspnée, tous accidents qui ne s'expliquent pas avec une lésion ancienne en voie de guérison ; dans ce cas en effet ces accidents fréquents au début se seraient faits de plus en plus rares, tandis qu'ils ont toujours existé avec des intermittences, des rémissions plus ou moins longues, mais jamais n'ont été définitivement supprimés.

Si nous insistons sur ce fait de la grande probabilité de petites poussées tuberculeuses, c'est qu'il nous semble avoir une grande importance pour expliquer les accidents terminaux.

Et, en effet, voilà ce malade, toujours sous le coup d'une menace de tuberculisation, qui vient à Paris dans un moment où les conditions climatériques sont mauvaises, qui change ses habitudes, et sa vie antérieure était des plus régulières, qui se fatigue, et qui, par conséquent, se place dans les meilleures conditions pour refaire des tubercules, et nécessairement il en refait, car depuis quelques jours il ne se trouvait pas très bien. Il va dans une salle de théâtre surchauffée, à air vicié, raréfié; il s'en trouve très incommodé, sa respiration y est difficile; très probablement il y fait de la fièvre, y élève sa température, et à coup sûr il y congestionne son poumon, puisqu'en sortant il a une hémoptysie. Et certainement cette hémoptysie ne se fait pas dans une des anciennes cavernes, car elles sont en train de se cicatriser, et qu'il n'aurait pas attendu ce moment pour ulcérer et rompre un vaisseau. Une fois arrivée cette première hémoptysie, cette congestion pulmonaire, la marche des accidents devient pour ainsi dire fatale, notre malade entre dans un cercle vicieux dont il ne doit pas sortir vivant. L'hémorrhagie et la congestion entretiennent et activent la fièvre qui devient constante, qui favorise de nouvelles poussées de tubercules. Ceux-ci, à leur tour, développent une congestion périphymique intense.

Les accidents, d'abord limités au côté gauche de la poitrine qui avait toujours été le plus faible, ne tardent pas à passer à droite, et le malade succombe en peu de jours emporté par une véritable phthisie aigue. La légère irritation chronique, limitée d'abord au pourtour des cavernes anciennes, y avait localisé au début l'éclosion des tubercules, mais bientôt, grâce à la fièvre, les poussées congestives étendant de proche en proche leur sphère d'action nocive font que des lésions d'abord limitées au sommet gauche envahissent bientôt la totalité de ce poumon, puis l'autre.

Le traitement, l'hygiène parfaite que suivait le malade, amenaient une tolérance presque absolue de l'organe et de l'organisme, quand un jour arrive la déséquilibration qui précipite la marche de la maladie et entraîne une terminaison rapidement fatale.

Enfin en terminant signalons les bienfaits que nous avons retirés de l'emploi des injections sous-cutanées d'éther qui ont absolument fait revivre notre malade tout à fait exsangue.

# AUTEURS CITÉS


Hunter (1787). Traduct. Richelot 1837, t. I, p. 457.

Chossat (1820). Thèse Paris. Influence du système nerveux sur la chaleur animale.

Davy (1829). Philos. Trans. et Ann. de Ch. et de Phys.

Becquerel et Breschet (1835). Ann. des Sc. nat., 2e série, t. III et IV.

Demarquay (1847). Thèse Paris. Recherches expérimentales sur la chaleur animale.

Zimmermann (1847). Arch. für Phys.

Nasse (1849). Smidts' Jarbücher Mars. Du développement de la chaleur animale dans le corps humain.

Bernard Cl. (1852). Compte rendu de l'Académie des sciences.

Brown-Séquard (1854). Compte rendu de l'Académie des sciences.

Panas (1854). Bull. Soc. Chirurgie.

Demarquay (1856). Monit. hôpit.

Broca (1861). Bullet. Soc. chirurg., t. II. Températ. des*Anévrysmes.

Verneuil (1864). Bull. Soc. Chirurg.

Billroth (1865). Arch. für Chirurg. Berlin. Recherches expérimentales sur la fièvre traumatique.

Zimmermann (1865). Deutsche Klinik.

Berthelot (1865). Journ. Anat. et Phys.

Gavarret (1867). Art. Dict. Encycl.

Poteau (1868). Thèse Paris.

Bernhard et Jacobson (1869). Centralblatt. Températ. dans les plaies.

Alvarenza (1871). Lisbonne. Précis de Thermom. clinique.

Landrieux (1875). Gaz. med. P 440. Temp. compérat. des régions axill. dans la pneumonie double.

Seeligmuller (1872). Berlin. Klin. Wochenschrift, n° 15.

Eulembourg (1875), Berlin. Klin. Wochenschrift, n° 4.

Huppert (1875). Gaz. hebd. (résumé).

Nicati (1873). Thèse Paris.

Gassot (1875). Thèse Paris. Des températures locales.

Landrieux (1875). Gaz. hôpit., p. 969.
Jobbé-Duval (1875). Thèse Paris. Températ. pleurale.
Torio (1876), Thèse Paris. Des Temp. pariét. dans la pneumonie et la pleurésie.
Séguin (1876). New-York Medical. Thermométrie.
Estlander (1877). Arch. Band. Temp. dans les tumeurs.
Broca (1877). Gaz. hebdom. Températ. locales dans un cas d'embolie cérébrale.
Wegscheider (1877). Arch. Wirch., t. VIII, p. 69.
Luigi Cornato (1877). Rivista clinica, serie II, anno 7.
Mac Aldovic (1878). Med. Times and Gazet., t. II, p. 269.
Peter (1878). Bull. Acad. 30 avril, 10 septembre.
Vidal d'Hyères (1878). Bull. Acad. 17 septembre.
Lereboullet (1878). Gaz. hebdom., octobre.
W. Squire (1878). Practitioner. Températures périphériques.
Nicaise (1878). Revue mensuelle de méd. et de chirurg.
Leven (1879). Soc. biol. Tempér. pariét. dans affect. stomacales.
Bagneris (1879). Thèse Paris. Temp. loc. dans les diff. phases de la tub. pulmon.
Von Aurep (1879). Verhandlungen der Phys. Med. Geselschaft in Wurtzbourg, t. XIV, p. 44. Temp. périphérique dans les affect. pulmon.
Peter (1878). Bull. Acad., 9 décembre.
Guéneau de Mussy (1879); Bull. Acad., 16 décembre.
Peter (1878-1879). Leçons cliniques. 2e et 3e édit.
Voisin (1880). Bull. Acad., 20 janvier.
Lereboullet (1880). Gaz. hebdom., octobre.
Lépine (1880). Soc. Biol., 7 février. Températ. loc. chez les phthisiques.
Brebion (1880). Rev. mens., t. IV, p. 526. Contrib. à l'étude de la température de la paroi thorac. chez les phthisiques.
Blain (1880). Thèse Montpellier. Températ. cérébrales.
Verneuil (1880). Mém. chirurg.
Mortimer Granville (1880). Soc. Biol. 10 janvier. Thermom. locale dans affect. pulmon.
Forest (1880). Th. Paris. Temp. loc. dans la chlorose et la tuberculose au début.
Collin (1880). Bull. Acad. méd. Des températures locales.
Parizot (1881). Thèse Paris. Temp. loc. dans affect. chirurgic.
Couty (1881). Arch. phys.

1243. — Imprimerie A. Lahure, rue de Fleurus, 9, à Paris.

www.ingramcontent.com/pod-product-compliance
Lightning Source LLC
LaVergne TN
LVHW012021160826
845678LV00002B/949

* 9 7 8 2 3 2 9 6 6 2 6 8 8 *